LE TRAITEMENT CHIRURGICAL

DE LA SURDITÉ ET DES BOURDONNEMENTS

PAR

P. GARNAULT (de Paris)

DOCTEUR EN MÉDECINE, DOCTEUR ÈS-SCIENCES NATURELLES
ANCIEN CHEF DES TRAVAUX D'ANATOMIE COMPARÉE
A LA FACULTÉ DES SCIENCES DE BORDEAUX

PARIS

A. MALOINE, ÉDITEUR

21, RUE DE L'ÉCOLE DE MÉDECINE, 21

—

1897

TRAVAUX DU Dr GARNAULT SE RAPPORTANT AU TRAITEMENT CHIRURGICAL DE LA SURDITÉ

Sur trois cas d'extraction de l'étrier. *Congrès international de Rome*, 1891.

Précis des maladies de l'oreille. 1 vol. de 550 p. avec 173 fig. Doin, éditeur, 1895. 8 fr.

Des effets produits chez le lapin et chez le pigeon, par l'extraction de l'étrier ou de la columelle et la lésion expérimentale du vestibule membraneux. *Comptes rendus de l'Académie des Sciences*, 25 novembre 1895.

Peut-on tirer de la forme du crâne des conclusions sur les dispositions anatomiques rendant plus ou moins dangereuses les opérations sur le rocher. *Société de Biologie*, séance du 16 février 1895.

Sur un cas d'hémorrhagie réflexe post-opératoire de la caisse du tympan chez le pigeon. *Société de Biologie*, séance du 26 octobre 1895.

Peut-on tirer de la forme du crâne des conclusions sur les dispositions anatomiques rendant plus ou moins dangereuses les opérations sur le rocher. 1 broch. de 30 p avec 1 pl. Maloine, éditeur

De la mobilisation profonde et de l'extraction de l'étrier comme moyens de traitement des surdités dues à des lésions localisées dans l'oreille moyenne. *Société de Biologie*, séance du 7 décembre 1895

Recherches expérimentales et cliniques sur le traitement chirurgical de certaines formes de surdité. *Société de Biologie*, séance du 25 avril 1896.

Mobilité de l'étrier, résultats de sa mobilisation et valeur des épreuves de l'ouïe, chez les sourds. *Société de Biologie* séance du 12 décembre 1896.

Le traitement chirurgical de la surdité. *Académie de Médecine* séance du 29 décembre et *Médecine moderne*, 30 décembre 1896.

AUTRES TRAVAUX DU Dr GARNAULT

Sur la spermatogenèse du Cyclostoma elegans. Soc. des sc. ph. de Bordeaux, 1884.

Sur les applications thérapeutiques des sels solubles de bismuth. Ibid. 1885.

Sur la glande à concrétions du Cyclostoma elegans. Comptes rendus de l'Acad. des Sciences. 1887.

Recherches anatomiques et histologiques sur le Cyclostoma elegans. Thèse de doctorat ès-sciences naturelles (de la Sorbonne). Actes de Soc. linnéenne de Bordeaux. In-8. 160 p. et 18 pl. doubles. 1887.

Sur la structure et le développement de l'œuf et de son follicule chez les Chitonides. Comptes rendus de l'Acad. des sc., t. II, p. 631. 1887.

Sur la structure des organes génitaux, l'ovogenèse et les premiers stades de la fécondation chez l'Helix aspersa. Comptes rendus de l'Acad. des Sciences et procès-verbaux de la Soc. Linnéenne de Bordeaux. 1888.

Sur l'organisation de la Valvata piscinalis. Comptes rendus de l'Acad. des sc. et procès-verbaux de la Soc. linnéenne de Bordeaux. 1888

Recherches sur la structure de l'œuf et de son follicule chez les Chitonides. Thèse de doctorat en médecine, couronnée par la

LE TRAITEMENT CHIRURGICAL

DE LA SURDITÉ ET DES BOURDONNEMENTS

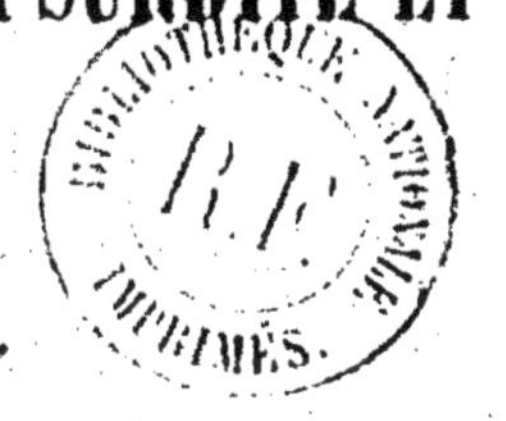

PAR

P. GARNAULT (de Paris)

DOCTEUR EN MÉDECINE, DOCTEUR ÈS-SCIENCES NATURELLES

ANCIEN CHEF DES TRAVAUX D'ANATOMIE COMPARÉE

A LA FACULTÉ DES SCIENCES DE BORDEAUX

PARIS

A. MALOINE, ÉDITEUR

21, RUE DE L'ÉCOLE DE MÉDECINE, 21

1897

LE TRAITEMENT CHIRURGICAL
DE LA SURDITÉ ET DES BOURDONNEMENTS

J'ai l'intention de présenter dans ce travail préliminaire une analyse des résultats expérimentaux et
des faits cliniques obtenus et observés par moi dans
ces dernières années, en partie communiqués déjà à
l'Académie des sciences et à la Société de Biologie;
ainsi que le résumé des réflexions qu'ils m'ont inspirées. En ce qui concerne les faits cliniques, je con-
sidérerai surtout les opérations pratiquées par voie
rétro-auriculaire, depuis novembre 1895, actuellement
au nombre de 57, sans négliger cependant entièrement
celles qui ont été antérieurement pratiquées par le
conduit, bien qu'il y ait cependant toujours des réserves
à faire sur le diagnostic et la nature exacte des
opérations faites de cette manière.

Mon intention est d'exposer, d'ici un an ou deux,
n travail très étendu, l'étude critique, minu-
t détaillée de tous mes cas opérés, bons ou
...s, l'étude historique de cette question. scien-
..iquement soulevée et présentée sous son véritable
jour il y a une vingtaine d'années par Kessel, et qui,
à l'heure actuelle, qu'on le veuille ou non, domine
toute l'otologie. L'otologie physiologique, car les

opérations pratiquées par voie rétro-auriculaire, qui constituent de véritables autopsies sur le vivant, ont permis de vérifier avec une absolue certitude la nature exacte des altérations dont l'appareil de transmission était le siège, d'établir un rapport aussi précis que possible entre les troubles fonctionnels et la nature des lésions qui les ont provoqués ou bien ont contribué à les provoquer, cela avant ou après l'opération. Ces notions contribueront à former la théorie adéquate, pour le moment encore si incertaine du fonctionnement de l'appareil de transmission. Ces investigations m'ont conduit, par exemple, à affirmer et à démontrer l'existence d'un fait en contradiction avec toutes les idées courantes, la possibilité d'un haut degré d'audition chez des sujets où l'étrier était fortement ankylosé. Cette méthode nous fournit le moyen de critiquer et de contrôler, d'une façon plus précise que par le passé, la valeur encore bien relative de nos procédés d'examen de l'audition et nous permettra probablement d'en imaginer de nouveaux.

Elle domine l'otologie pathologique et thérapeutique, car le traitement chirurgical de certaines formes de surdité a permis d'obtenir des résultats considérables et durables, dans des cas traités antérieurement sans succès par toutes les méthodes connues; elle permettra de réduire à leur juste valeur des méthodes telles que la douche d'air employée indistinctement et aveuglément contre tous les cas, et cependant inutile ou même nuisible dans un grand nombre, telles que l'électricité qui compte encore des partisans opiniâtres dont la conviction résiste à une expérience presque toujours décevante, telles que le massage, qui, sous la forme de massage par l'air ou médiat, est, on peut l'affirmer d'ores et déjà, à peu près dénué de toute valeur thérapeutique et qui, sous forme de massage direct du tympan, au moyen de la sonde à ressort de Lucae, est loin de posséder la valeur qu'on lui a attribuée, au moins dans les affections de l'appareil de transmission.

Si je m'abstiens ici, comme dans mes travaux antérieurs, de citer et de critiquer les travaux des auteurs qui se sont occupés de la même question, c'est que, à mon avis, la nature et le cadre nécessairement et volontairement très restreint de ce travail ne comporte ni ces critiques, ni ces citations. Je veux cependant rendre pleine justice aux recherches de M. Kessel qui est le véritable père de la question; aux efforts courageux et persévérants de M. Miot, bien que sur plusieurs points, notamment quant à la manière d'opérer, je diffère d'opinion avec cet éminent otologiste.

Dans mes publications antérieures, j'ai toujours traité d'une façon générale la question du traitement chirurgical de la surdité, subdivisant simplement les diverses affections auxquelles ce traitement peut être appliqué. J'ai reçu à ce sujet, des critiques auxquelles je veux répondre immédiatement ; les uns prétendant que seules les surdités dues à des otites suppurées chroniques, qui, d'ailleurs, doivent être opérées pour d'autres motifs, peuvent être améliorées par l'opération, les autres, que deux catégories absolument tranchées doivent être créées ; les otites suppurées certainement opérables, et les otites sèches, où les résultats sont nécessairement très inférieurs, pour beaucoup même absolument douteux ou même défavorables. Je persisterai cependant dans ma manière de voir les choses, de les classer et de les exposer : 1º Parce que l'unité est loin d'être faite parmi les spécialistes, sur la question de savoir quels cas d'otite suppurée il faut opérer, quand et comment on doit les opérer. 2º parce que les auteurs les plus favorables à l'opération dans les otites suppurées chroniques ne se sont pas suffisamment préoccupés des conséquences de ces interventions au point de vue fonctionnel et n'ont ni recherché ni mis en relief la valeur de la libération complète ou de l'extraction de l'étrier au point de vue de l'audition ; 3º Parce que les otites suppurées peuvent retentir sur le labyrinthe, comme les otites sèches ; ou bien lorsqu'elles sont taries, déterminer, comme les scléroses primitives ou simplement précédées d'une phrase catarrhale, l'ankylose de l'appareil de transmission, étrier compris : 4º Parce que, justement, en raison de ces ressemblances symptomatologiques, tous les états pathologiques et toutes les interventions dont ils peuvent être l'objet, doivent être rapprochés dans une seule et unique étude, les résultats s'éclairant les uns par les autres.

PEUT-ON OPÉRER CONTRE LA SURDITÉ? DANS QUEL CAS DOIT-ON OPÉRER? COMMENT DOIT-ON OPÉRER?

Il semblerait, à première vue, que la première question soit résolue en principe, même pour les surdités liées à l'otite sèche, depuis la lointaine observation de Riolan, depuis les observations d'Astley Cooper, publiées au commencement de ce siècle et que le problème consisterait à rechercher seulement la meilleure méthode opératoire. Lorsque, d'autre part, on se pénètre des travaux modernes consacrés à la chirurgie de l'otite suppurée chronique, notamment de ceux de Lucæ, Hartmann, Zaufal, Schwartze et ses élèves, en particulier Stake, pour l'Allemagne, de ceux de Lubet Barbon, et Broca et quelques autres, pour la France, bien que, dans tous ces travaux, l'étude des altérations sensorielles et des moyens d'y remédier ne soit pas faite avec l'attention qu'elle comporte, il semble que tout le monde soit actuellement convaincu de l'opportunité du traitement chirurgical dans l'otorrhée chronique.

Depuis les travaux de Zaufal et principalement de Stacke, il semble également bien démontré que l'on doive, dans ces cas, adopter la voie rétro-auriculaire. Cependant, en France tout au moins, et sans parler des ouvrages anciens, tels que le travail de M. de Lacharrière, dans le « Dictionnaire de Médecine » où toute la chirurgie auriculaire est ignorée de parti pris, l'accord semble actuellement loin d'être fait. Que l'on prenne en effet le traité récent des « Maladies de l'oreille » de

M. Menière, on verra que, sur certains auteurs, le temps, avec son contingent d'idées nouvelles, de rectifications d'erreurs anciennes, n'a pas de prise. Cheselden, vers 1720, impresionné par l'observation de Riolan, proposa à un condamné à mort, auquel on avait fait par avance grâce de la vie, de lui perforer le tympan. Le peuple anglais repoussa avec horreur cette proposition et le condamné lui-même préféra porter sa tête sur le billot, que soumettre son tympan au savant et intelligent expérimentateur. Qui ne flétrirait aujourd'hui cette barbarie, que seuls les préjugés et l'ignorance régnant à cette époque peuvent faire excuser? Mais que penser des gens, nombreux pourtant encore aujourd'hui, même parmi les médecins, (que dis-je, j'ai la preuve qu'il en existe encore parmi les spécialistes) affirmant (sinon pensant) que la membrane du tympan est un organe essentiel, nécesaire à l'audition, que sa seule perforation entraîne nécessairement la surdité, que toute intervention chirurgicale sur l'oreille, en particulier celle que l'on peut pratiquer par la voie rétro-auriculaire est une opération absolument injustifiée.

Avant de pénétrer dans le cœur même de cette étude, je dois établir deux postulata qui constitueront la base de cette discussion. 1° C'est un fait d'observation clinique connu depuis Riolan, surtout depuis Astley Cooper, mille fois vérifié par la suite, que, dans certains cas de surdité, même la trompe étant libre, la simple perforation du tympan améliore considérablement l'audition et que cette amélioration disparaît, lorsque, généralement au bout de très peu de temps, la perforation se cicatrise. 2° J'ai déjà publié à la Société de Biologie (1) des expériences, à mon avis fondamentales et que je vais résumer ici. Sur un rocher de mouton fraîchement tué, je perfore un des canaux semicirculaires et y fixe, au moyen de mastic Golaz, un tube capillaire de verre. Le système labyrintique et le tube de verre, jusqu'à une certaine hauteur sont remplis par un liquide coloré. Sur le conduit auditif externe est fixé un tube de verre auquel aboutit un tube de caoutchouc muni d'une poire à soupape et d'un manomètre à mercure. « Il suffit de pressions extrêmement faibles, s'exerçant sur le tympan normal, pour déterminer dans le liquide du tube labyrinthique des oscillations faciles à mesurer au microscope. Toutes choses restant ainsi, et la trompe d'Eustache restant ouverte, les pressions de même intensité, lorsque la membrane du tympan présente une perforation, même très petite, déterminent des oscillations du liquide labyrinthique beaucoup moins étendues que précédemment ; si, au contraire, on obture la trompe, les oscillations deviennent très grandes, parce que les pressions se transmettent au liquide labyrinthique par la membrane élastique qui ferme la fenêtre ronde. Si, la trompe étant fermée, la niche de la fenêtre ronde est également

(1) GARNAULT. *Recherches expérimentales et cliniques sur le traitement chirurgical de certaines formes de surdité.* C. R. de la Soc. de Biologie, séance du 25 mai 1895.

obturée, les oscillations du liquide labyrinthique redeviennent très faibles, mais augmentent très sensiblement lorsqu'on enlève la membrane du tympan, le marteau et l'enclume, tout en laissant l'étrier intact. Ce fait montre nettement que le tympan étant perforé, l'étrier vibrera plus aisément, lorsqu'il sera débarrassé de ses connexions avec le marteau et l'enclume, devenus pour lui un fardeau, non seulement inutile, mais gênant. »

La question du traitement chirurgical de la surdité est dominée par les deux propositions suivantes, déduites de l'observation clinique et de l'expérimentation : « 1° *Dans certains cas de surdité, qu'il s'agit de définir, la perforation du tympan amène l'amélioration de l'audition ; 2° du moment où il y a perforation du tympan, le rôle de la partie distale de l'appareil de transmission est virtuellement supprimé et les organes qui la constituent, surchargeant l'étrier sans aucun profit et l'empêchant de vibrer, doivent être supprimés* ».

De mes expériences (1) et de celles de plusieurs autres auteurs, il résulte que, chez les animaux, un haut degré d'audition est compatible avec l'ablation de l'étrier ou de la columelle et que la fenêtre ovale peut se refermer au moyen d'une membrane. Pour compléter mes expériences manométriques précédentes, il serait intéressant d'étudier chez les animaux les con-

______

(1) Garnault. C.R. de l'Académie des Sciences, 25 novembre 1895, et C.R. de la Société de Biologie, 7 décembre 1895 et 25 avril 1896.

ditions de vibratilité et d'élasticité de la membrane qui remplace l'étrier ou la columelle.

Appuyés sur ces données fondamentales préliminaires, recherchons les catégories de cas dans lesquelles il peut sembler légitime, *a priori*, d'opérer, et voyons comment les choses se passent dans la réalité, c'est-à-dire comment fonctionnent les organes et comment ils réagissent à la suite de l'opération. Il est clair que seules les surdités, produites par une altération de l'appareil de transmission sont justiciables d'une opération, qui ne semblerait avoir d'autre prétention que d'améliorer les conditions dans lesquelles se trouve l'appareil de transmission.

On admet généralement, sur la foi d'épreuves dont nous aurons à discuter la valeur, que, dans certaines affections de l'ouïe, l'appareil de transmission se trouve seul intéressé, surtout dans un grand nombre d'otites purulentes chroniques, taries ou non, avec altérations plus ou moins graves de la muqueuse de la caisse et des diverses pièces de l'appareil de transmission. On range également dans cette catégorie, les cas dans lesquels la trompe est plus ou moins obstruée, dans lesquels le tympan, peu ou point altéré quant à sa structure, est déprimé par suite de simple obstruction de la trompe, de la formation et de la rétraction de synéchies, et de la rétraction des ligaments des osselets. Nous verrons que pour pronostiquer, dans tel ou tel cas, la valeur thérapeutique de l'opération, il faut tenir compte d'un autre facteur, dont l'appréciation est très délicate, de la façon dont réagira l'appareil de perception, suivant les cas et les individus, vis-à-vis de l'opération.

D'autre part, il est généralement admis que, dans beaucoup de surdités, dues à des otites sèches ayant évolué sans phase catarrhale préliminaire bien marquée, l'affection porte le plus souvent sur les deux appareils, de perception et de transmission ; débutant tantôt par l'un, tantôt par l'autre, et qu'elle s'accompagne très fréquemment d'une ankylose de l'étrier due à la sclérose plus ou moins marquée de son ligament périannulaire. On admet en outre, d'ailleurs, bien à tort, que cette dernière lésion, pour peu qu'elle soit déjà avancée, est incompatible avec l'audition, qu'aucune intervention ne saurait la rétablir. Il semble aussi qu'il y ait tendance à admettre que, dans les cas de ce genre, l'appareil nerveux doit être fatalement intéressé tôt ou tard.

Si nous considérons dès maintenant, sur la foi des postulata cliniques et expérimentaux développés antérieurement, cette proposition, que l'opération peut être utile dans certaines formes de surdité, il devient très important de rechercher et de préciser les moyens qui nous permettront de reconnaître ces cas.

La grande, la principale question, qui se présente sous une forme double, de savoir si, au moment où l'on opère, l'appareil de perception est intact (condition évidemment essentielle et primordiale), et de quelle façon il réagira après l'opération, domine évidemment toute cette étude. Les épreuves du genre de celles de Gellé et de Bing, qui ont la prétention de nous renseigner sur le degré de mobilité de l'appareil de transmission sont inutiles. En effet, l'expérience que j'ai acquise, les observations que j'ai faites dans mes opérations, qui constituent de véritables autopsies sur le vivant, montrent que ces épreuves (dont je n'ai pas à discuter la valeur sur les sujets se trouvant à l'état physiologique), chez les gens durs d'oreille, sont le plus souvent en défaut. Par exemple, elles donnent ordinairement des résultats négatifs chez des patients, où l'on trouve, après l'extraction de la membrane du tympan et des gros osselets, l'étrier parfaitement mobile. Je dirai la même chose de l'examen direct de la mobilité de l'étrier, au moyen de la sonde, à travers les perforations, artificielles ou non, de la membrane tympanique. Je rappellerai un cas de ce genre celui de M. C...e, de Bordeaux, que j'ai opéré avec M. Moure, qui l'avait examiné antérieurement et avait trouvé l'étrier rigide, évidemment en raison de ses connexions avec les gros osselets ankylosés. Après l'opération, l'étrier isolé et livré à lui-même, était parfaitement mobile. Peut-être, il est vrai, pourrait-on mieux apprécier le degré de mobilité de la chaîne, en l'explorant d'une main exercée, au moyen de la sonde à ressort, ainsi que Lucae et moi l'avons proposé; quoique, dans bien des cas, je ne pense pas que l'on doive mieux réussir par ce procédé. Mais cette discussion est de bien peu d'importance, puisque

M. Gellé (1) et moi (2) avons enseigné, presque simultanément et indépendamment l'un de l'autre, qu'un très haut degré d'audition était compatible avec un haut degré de rigidité de l'articulation stapédio-vestibulaire. J'ajouterai immédiatement que ce fait incontestable n'est nullement en contradiction avec les résultats des expériences que j'ai précédemment rapportées. Toute épreuve tendant à manifester l'état de l'appareil de transmission est donc absolument inutile. On peut dire cela, même de la paracentèse du tympan ; en effet, le cas clinique de Mlle A...i, rapporté plus loin, montre que la paracentèse, considérée comme épreuve préliminaire de l'opération, n'a aucune valeur lorsqu'elle est négative ; lorsqu'elle est positive, au contraire, elle a une valeur réelle, mais encore à condition que l'appareil percepteur ne réagisse pas vis-à-vis de l'opération.

Par contre, dans les cas où nous sommes en droit de supposer que la surdité est due, même en partie, à une altération de l'appareil percepteur, il y a lieu d'écarter l'opération. Les deux épreuves au moyen desquelles nous pouvons arriver à déterminer avec une rigueur, malheureusement insuffisante, la participation des deux appareils à la surdité, sont l'épreuve de Rinne et l'épreuve de Schwabach. La première est d'une application plus aisée et ses résultats sont plus faciles à apprécier.

(1) GELLÉ. C. R. de la Soc. de Biologie, séance du 5 déc. 1896.
(2) GARNAULT. C. R. de la Soc. de Biologie Séance du 12 déc. 1896.

Je ne pense pas qu'il y ait intérêt pratique à faire l'épreuve avec un grand nombre de diapasons ; un grave, un moyen, un aigu suffisent largement en pratique ; car, à mon avis, on ne doit opérer que les cas dans lesquels l'épreuve de Rinne est nettement négative pour ces trois diapasons. Cependant, d'une part, je rappellerai que Lucæ a pu, par le massage direct du tympan, rendre négatifs des cas précédemment positifs ; que moi-même, avec une expérience beaucoup moindre il est vrai, j'ai pu rétablir l'égalité ; peut-être donc pourra-t-on, par une longue cure de massage vibratoire direct du tympan, rendre opérables des cas qui ne l'eussent pas été sans cela. Par contre, d'autre part, je dois dire que le fait du Rinne négatif ne peut être considéré que comme une condition nécessaire, mais non suffisante pour assurer le succès de l'opération au point de vue de l'amélioration de l'audition.

J'exposerai, à la fin de ce travail, les raisons qui me paraissent militer en faveur du mode opératoire que j'ai définitivement adopté, aussi bien pour les otites sèches que pour les otites suppurées et qui consiste à enlever dans tous les cas la membrane du tympan, le marteau et l'enclume, puis à mobiliser ou à extraire l'étrier, suivant les circonstances, en pénétrant par voie rétro-auriculaire, après décollement du pavillon. Pour le moment, je demande que l'on veuille bien, provisoirement, considérer l'opportunité de ce mode opératoire comme démontrée dans tous les cas.

Dans les otites suppurées aiguës, il ne peut être

évidemment question d'intervention chirurgicale autre
que de l'incision précoce du tympan. L'expérience
prouve que, dans ces conditions, lorsque la cicatrisation
s'opère normalement, la *restitutio ad integrum*, de l'audition, ou tout au moins le retour presque complet
de la fonction, est la règle. Lorsqu'il reste une perforation, l'audition, quoique souvent encore très bonne si
l'articulation stapedio-vestibulaire est restée intacte
et l'appareil percepteur indemne, est toujours diminuée. Théoriquement, il serait indiqué d'opérer dans
tous les cas de cette nature. Dans la pratique, au
moins, faut-il opérer toutes les fois qu'il y a une suppuration continue, abondante ou non, surtout lors-
quelle est fétide, quel que soit le siège et les dimen-
sions de la perforation tympanique. De même, en se
plaçant encore simplement au point de vue pratique,
dans les otorrhées complètement et définitivement
taries, doit-on opérer, s'il y a une diminution notable
de l'audition. Il faut, bien entendu, que l'épreuve de
Rinne soit négative et que la perception cranienne ait
une durée normale ou à peu près. Dans toutes les
otites suppurées causées par des microbes banaux,
l'appareil de perception, en règle générale, reste intact.
Il peut en être de même souvent dans les otites suppurées dues à la variole, l'influenza, la rougeole. Dans
ces cas, l'opération, pratiquée ainsi que je le dirai, même
lorsque la surdité est très grave ou très ancienne, peut
amener une amélioration de l'audition vraiment sur-
prenante.

Je citerai le cas de M. Mollaret, jeune homme n'ayant pas la trentaine, atteint depuis une douzaine d'années d'une otite suppurée double très fétide, et ayant entraîné une surdité très grave des deux côtés. Il fut opéré par moi, des deux côtés, en novembre 1895 et février 1896. Dans ce cas, l'étrier fut laissé en place, et ce malade dont l'audition était extrêmement mauvaise, fut amélioré dans des proportions surprenantes, à tel point, que son audition, pour une personne non prévenue, semble aussi bonne que celle d'une personne normale ; ce n'est qu'en le soumettant à un examen, que l'on peut faire une différence. L'opération réussit également bien des deux côtés, mais du côté droit il s'est produit une atrésie membraneuse dont je dois porter toute la responsabilité ; elle est due à ce que, dans cette opération (une de mes premières), je n'avais pas fait les deux incisions du conduit membraneux, qui sont rigoureusement nécessaires. Je rétablis, une fois, l'audition, de ce côté, aussi bonne qu'après l'opération, en détruisant la cloison membraneuse, au moyen d'une curette, mais l'atrésie se reforma. Une opération, très simple à pratiquer, et qui sera faite incessamment, remettra les choses dans un état semblable, au point de vue de l'audition, j'en ai la certitude, à celui de l'autre côté. L'amélioration de l'audition suivit immédiatement l'opération et ne montra pas de tendance à la diminution. La suppuration fut guérie définitivement des deux côtés, bien que les antres n'aient été ni ouverts, ni curettés. Ce fait montre la possibilité de guérir, dans certains cas, des otites suppurées très vieilles, très fétides, très fongueuses, sans ouvrir et sans curetter le système cavitaire mastoïdien ; mais il ne faut pas s'y fier et il vaut mieux, ainsi que le montrera le cas suivant, ouvrir et curetter soigneusement toutes les cavités annexes de la caisse. Dans ces conditions, si l'opération est réellement très bien pratiquée, nous pouvons être à peu près certains d'éviter toute récidive ; c'est ce que Stacke nous affirme dans son récent travail si important, qui sera cité plus loin, avec l'autorité qu'il s'est acquise dans cette question. Au point de vue de l'amélioration de l'audition, que peut amener le curettage de la caisse, il est nécessaire d'insister sur la toilette de l'étrier, au moyen de curettes tranchantes, ovoïdes, opération qui paraît avoir été complètement négligée par tous ceux qui ont étudié la question du traitement chirurgical de l'otite suppurée et qui se sont peu occupés des améliorations de l'audition que l'on peut obtenir. L'étrier est généralement invisible au milieu des fongosités remplissant la fenêtre ovale et qui s'implantent également sur lui, il est cependant assez facile de déterminer la position de la fenêtre ovale et par conséquent celle de l'étrier en se repérant sur le promontoire et le bourrelet du facial.

Si soigneusement que l'on pratique ce curettage délicat, il expose à l'ablation de l'étrier. C'est ce qui m'est arrivé avec M. N... o, pharmacien à Bayonne, opéré il y a plus d'un an, pour une surdité liée à une otite suppurée chronique. Je n'ai observé, à la suite de cette extraction de l'étrier, aucun des phénomènes graves signalés par Bezold. Il se produisit un peu de vertige, ainsi qu'une surdité immédiate, presque complète, qui fit place, au bout de quelques semaines, à un retour très convenable et très satisfaisant de l'audition. D'après ce que me fait savoir le malade, que je n'ai pas eu l'occasion de revoir depuis, l'audition serait devenue très notablement supérieure à ce qu'elle était avant l'opération. Cependant, dans ces derniers temps, l'oreille est redevenue le siège d'un écoulement, dû probablement à ce que je n'ai pas ouvert et curetté l'antre mastoïdien.

Il est donc acquis que, même dans les otites suppurées chroniques fétides, l'étrier peut être enlevé sans qu'il se produise une inflammation consécutive du labyrinthe et que cette ablation est compatible avec le retour d'un haut degré d'audition.

Il semble cependant, d'après les données que me fournit mon expérience tout au moins, qu'un nettoyage minutieux et complet de la niche de la fenêtre ovale et de l'étrier peut avoir de meilleurs résultats au point de vue de l'audition ; l'extraction qui, elle aussi, peut donner des résultats convenables, resterait donc la ressource suprême, dans les cas où le curettage n'aurait pas amené de résultats.

Nous avons à considérer ici des formes nosologiques qui nous amèneraient insensiblement à l'étude des surdités liées à l'otite sèche. Ce sont ces otites suppurées taries, qui se comportent à bien des égards comme des scléroses, dont le type m'est fourni par le cas de Mlle A....i, jeune artiste dramatique italienne, opérée il y a 9 mois environ. L'oreille droite intacte jouissait d'une excellente audition ; l'oreille gauche fut le siège d'un écoulement qui dura plusieurs années, à la suite d'une fièvre paludéenne ; il y avait longtemps déjà que l'écoulement était définitivement tari, mais l'audition, de ce côté, était devenue nulle, pour la voix ou pour la montre. L'épreuve de Rinne était fortement négative de ce côté, la durée de la perception crânienne était normale ; le tympan était le siège d'une large perforation. A l'opération, le tympan, le marteau et l'enclume enlevés, la caisse fut trouvée entièrement desséchée et l'étrier rigide et fortement ankylosé. Avec une fine palette tranchante, je pratiquai la péritomisation du ligament annulaire de l'étrier et ébranlai méthodiquement cet osselet, en agissant sur ses branches au moyen d'un levier. J'ébranlai assurément l'étrier d'une façon effective, mais sans parvenir à lui donner une véritable mobilité. Cependant l'audition de Mlle A...i, s'est améliorée. Aussitôt après l'ablation du pansement, l'amélioration a été en augmentant progressivement puis est restée stationnaire ; elle est très bonne aujourd'hui et Mlle A...i, n'est plus gênée dans l'exercice de sa profession par le mauvais fonctionnement, de son oreille gauche; elle peut entendre le souffleur et ses partenaires sans efforts.

Ce cas établit donc la transition entre les surdités liées aux otites purulentes et celles qui sont liées à l'otite sèche, dans lesquelles la perception crânienne est conservée et l'étrier se trouve ankylosé. En somme, ces diverses formes de surdités se présentent dans des conditions symptomatiques à peu près identiques et nos moyens d'investigations, les épreuves au diapason notamment, y donnent les mêmes résultats. Je me trouve donc justifié, semble-t-il, du reproche qui m'a été adressé, d'avoir, dans mes travaux antérieurs, parlé du traitement chirurgical de la surdité, quelles que soient les causes qui l'ont amenée et sans faire de catégories absolument tranchées.

Mlle de la Houplière, malade ayant légèrement dépassé la trentaine vint me consulter au cours de l'été 1895. Elle était atteinte d'une surdité grave, d'origine déjà ancienne, d'un degré élevé, très gênante et progressant d'une façon inquiétante. Le cas se compliquait des antécédents héréditaires de surdité, que présentait Mlle de la H.. du côté maternel. Cette malade avait été précédemment à la clinique de MM. Lubet-Barbon et Martin, où elle fut cathétérisée plusieurs fois sans résultat et où on lui dit qu'il n'y avait rien à faire. Je pratiquai à mon tour le cathétérisme et devant l'absence de tout résultat favorable, je lui proposai l'opération, qui fut pratiquée pour une oreille, en décembre 1895, pour l'autre au commencement de février 1896. Je trouvai les deux oreilles sensiblement dans le même état, la caisse était très sèche et les deux étriers fortement ankylosés. Je pratiquai la mobilisation de l'étrier de la façon que j'ai décrite plus haut dans le cas de Mlle A... i. Je fus tenté, à cette époque où j'ignorais encore quel haut degré d'audition peuvent recouvrer les sourds malgré l'ankylose relative de leur étrier, d'enlever cet osselet. Je l'ai cependant laissé, parce que j'espérais et espère encore, malgré l'insuccès de mes recherches et de mes tentatives pouvoir me servir de l'étrier pour appuyer sur lui un instrument amplificateur des sons, qui reste à découvrir et faire ainsi de la prothèse directe ; parce qu'il me paraissait plus logique, de réserver l'extraction de l'étrier, devenue facile à pratiquer, pour une période ultérieure et comme dernière ressource et d'étudier auparavant les résultats que pouvait donner la mobilisation, sur des organes dont l'état m'était exactement connu ; et peut-être aussi, enfin, parce que, malgré les résultats encourageants publiés par M. Kessel, en qui d'ailleurs j'ai la plus absolue confiance, j'étais découragé par les résultats médiocres que j'avais moi-même obtenus en extrayant l'étrier par la voie du conduit, dans l'otite sèche, et que j'ai publiés au Congrès de Rome, en 1891.

Chez Mlle de la H., la première opération donna un résultat favorable immédiat, qui s'accentua par la suite progressivement ; dans la seconde, au contraire, le résultat immédiat fut plutôt mauvais et l'audition se trouva d'abord diminuée, mais, au bout de six ou huit semaines, l'audition s'améliora peu à peu. Depuis cette époque il se produisit de petites variations tantôt une oreille était meilleure, tantôt c'était l'autre, l'audition diminua temporairement sous l'influence du froid, de petites poussées inflammatoires venant de la gorge. Mais, en somme, elle a subi une marche régulièrement ascendante, jamais la patiente n'a mieux entendu depuis son opération qu'à l'heure actuelle. L'amélioration de son audition est actuellement bien supérieure, sans comparaison, à ce qu'elle était avant l'opération et lui permet de répondre facilement à toutes les exigences de la vie pratique.

Je signalerai encore le cas de Mlle Fievet, jeune fille de 23 ans, opérée en octobre 1896. Surdité très grave, Rinne très négatif, forte ankylose de l'étrier, dont les branches furent brisées pendant les efforts de mobilisation. Diminution sensible de l'audition, comme conséquence immédiate de l'opération ; amélioration progressive, sensible au bout de six à huit semaines, de l'audition, maintenant très convenable, et restant à peu près stationnaire,

Dans tous les cas où le signe Rinne étant fortement négatif, j'ai trouvé l'étrier ankylosé, les résultats de sa mobilisation, pour l'audition, ont été très bons, qu'ils se soient produits immédiatement ou tardivement, sauf dans un cas où l'étrier était soudé par ankylose osseuse aux parois de la niche et où la niche était plus ou moins comblée de tissu osseux, dans le cas de Mlle F....d, que je rapporterai plus loin. Il ne faudrait cependant pas en conclure, surtout si on considère ces nombreux cas dans lesquels l'étrier, débarrassé de ses connexions, est très mobile, presque flottant, qu'une certaine rigidité de l'articulation est nécessaire pour que cet osselet vibre sous l'action des ondes sonores. On aurait pu se demander si l'état de tension de l'articulation stapédio-vestibulaire, tel qu'il se produit à l'état physiologique, par suite des connexions de l'étrier avec la chaîne, d'une part, par suite de la tonicité de son muscle tenseur, d'autre part, n'était pas nécessaire pour que l'étrier entrât facilement en vibration et si, justement, cet état n'était pas réalisé, pour un étrier abandonné à lui-même, par un léger état de sclérose convenable du ligament péri-annulaire. Bien que j'aie encore tendance à croire que cette hypothèse renferme une certaine part de vérité, elle ne me paraît cependant pas soutenable d'une façon absolue, parce que, dans les surdités dues à des otites suppurées, l'étrier, surtout après l'opération, paraît jouir d'une extrême mobilité et parce que (argument encore plus péremptoire), elle est contredite, au moins sous sa forme absolue, par des faits d'observation, tels que le suivant :

M. Rondeau est un homme de 69 ans passés, bien portant, ancien avoué, ayant toujours mené une vie très hygiénique, entendant encore assez bien, pour son âge, de l'oreille droite. L'oreille gauche, très dure depuis une trentaine d'années, est devenue, depuis dix ans au moins entièrement sourde pour la voix et pour la montre ; l'épreuve de Rinne était négative des deux côtés et la durée de la perception crânienne, normale, même un côté où siégeait la surdité. A l'opération pratiquée vers la fin de novembre 1896, je trouvai que la muqueuse de la caisse n'était pas hypertrophiée, qu'elle n'était le siège d'aucun état catarrhal, qu'elle n'était pas non plus sclérosée et que l'étrier abandonné à lui-même était tout à fait mobile. L'amélioration, pour la voix comme pour la montre, se manifesta aussitôt après l'ablation du pansement interne, et augmenta progressivement pendant les quatre mois qui suivirent, elle diminua un peu et resta ce qu'elle est à l'heure actuelle, très satisfaisante, au moins égale à celle du côté opposé, c'est-à-dire sans comparaison avec l'état de l'audition avant l'opération. M. Ménière, après avoir fait subir à ce malade un traitement de cathétérisme, il y a plusieurs années, avait déclaré qu'il n'y avait rien à faire. Ce fait, des plus satisfaisants, démontre péremptoirement que, contrairement aux préjugés régnants dans le public, parmi les médecins, peut-être parmi les spécialistes, on peut obtenir, par voie opératoire, chez des patients arrivés à un âge avancé, porteurs de surdités très graves et remontant à une époque très éloignée, des résultats excellents, bien meilleurs même que ceux qu'on obtiendra parfois chez des sujets jeunes et dans des formes de surdité qui, *a priori*, semblaient réaliser le type des affections justiciables du traitement opératoire. Le cas suivant en est la preuve. Mlle G...t, 19 ans, fille d'un pharmacien de Normandie, présentait en même temps qu'une notable surdité, une forte dépression du tympan avec raccourcissement du manche du marteau, les trompes étaient perméables, la douche d'air n'amenait aucune amélioration, l'épreuve de Rinne était négative, la durée de la perception crânienne normale. A l'opération, l'étrier fut trouvé assez mobile. Mlle G... a obtenu à la vérité une amélioration de l'audition notable et durable, mais qui n'atteint pas, toute proportion gardée, celle de M. Rondeau, chez qui l'on pouvait croire, avant l'opération, à une sclérose grave; ni celle de Mlle de la Houplière, chez qui les deux étriers étaient fortement ankylosés.

J'ai enfin opéré des deux côtés un seul cas de catarrhe hypertrophique de la caisse, qui, d'ailleurs n'a pas été amélioré sensiblement, celui de M⁰ F...d, de Limoges, malgré que sa perception crânienne fût excellente, que pendant l'opération et par la suite j'aie fait à la curette le nettoyage du pelvis ovalis et ensuite des cautérisations à l'acide trichloracétique. Malgré mon insuccès dans ce cas, je ne crois pas qu'il soit inutile de mobiliser l'étrier, et je persiste à penser que toutes choses étant et restant égales, la mobilisation de l'étrier et la disparition des obstacles qui obstruent la niche de la fenêtre ovale favorisent l'audition. Mais je crois que dans ce cas, comme d'ailleurs dans tous les cas où l'épreuve de Rinne est négative et la perception crânienne de durée normale, et où l'opération ne donne pas de brillants résultats, les organes percepteurs étaient le siège d'altérations impossibles à déceler par nos moyens d'investigation actuels, ou bien qu'ils ont réagi plus ou moins fortement, consécutivement à l'opération. Dans aucun des nombreux cas opérés, correspondant aux séries dans lesquelles j'ai choisi les cas typiques que j'ai décrits, je n'ai fait, depuis que je pratique l'opération par voie rétro-auriculaire l'ablation de l'étrier, la réservant comme dernière ressource. Cependant, je crois, et cette hypothèse est rendue très vraisemblable par la critique minutieuse de mes observations et des travaux de M. Kessel que, dans les cas où l'étrier est naturellement mobile, ou peut être facilement mobilisé, sans que l'on observe une amélioration notable de l'audition, l'extraction n'a guère chance de rien ajouter aux résultats acquis.

Je citerai enfin le cas très important et très intéressant de Mlle F....d de l'île de Ré, âgée de 25 ans, auquel il a déjà été fait allusion. Rinne négatif, durée de la perception crânienne normale. A l'opération, l'étrier fut trouvé complètement ankylosé, la fenêtre ovale était rétrécie, non seulement l'étrier était soudé par ankylose osseuse aux parois de la niche, mais le fond de la niche était comblé par une prolifération osseuse. Une première opération, dans laquelle je tentai, sans résultats bien entendu, la mobilisation de l'étrier, n'aboutit qu'à une amélioration passagère de l'audition, due vraisemblablement à l'excitation de l'appareil percepteur. Dans une seconde opération je creusai la niche de la fenêtre ovale au moyen d'un étroit excavateur à bâtonnette des dentistes et m'assurai, d'une façon certaine, quoique avec la plus grande prudence, que j'avais réellement ouvert le vestibule. La malade présenta du vertige, de l'incertitude de la mar-

che et de tous les mouvements, surtout de ceux qui né-
cessitent les concours des yeux, mais le tableau fut
bien moins effrayant que celui décrit par Bezold et les
vertiges disparurent assez rapidement. L'audition fut
d'abord considérablement augmentée, mais au bout de
quelques jours elle diminua et redevint moindre qu'elle
n'était avant toute intervention. J'observai que la niche de la fenêtre ovale fut entièrement comblée par du
tissu fibreux, c'est probablement le grattage osseux
que j'avais pratiqué qui détermina un bourgeonnement
confluent de toute la périphérie de la niche. C'est à
la formation de cette épaisse couche de tissu fibreux
que j'attribue la diminution de l'audition et je reste
convaincu, en raison du fait que l'audition fut améliorée
pendant les premiers jours qui suivirent l'opération,
dans des proportions bien plus fortes qu'à la première
intervention, que si, par un procédé particulier on avait
pu assurer la formation d'une membrane mince, une
amélioration durable eut été obtenue.

En somme, pour ce qui concerne l'audition, j'ai
démontré, par la rapide description des cas typiques ;
qu'une amélioration considérable et durable de l'audition pouvait être acquise par des procédés opératoires, chez les sourds où l'épreuve de Rinne est négative,
que les résultats les meilleurs et les plus frappants sont
obtenus dans les surdités consécutives aux otites purulentes que des résultats très bons et très suffisants en
pratique, peuvent être obtenus dans les surdités consécutives aux otites sèches et chez de vrais scléreux,

même héréditaires, où beaucoup de spécialistes repoussent *a priori* toute idée d'opération, non seulement comme inutile, mais comme nuisible. Sauf pour les otites purulentes, où il est devenu très vraisemblable que la mobilisation et le curettage complet sont préférables, la question reste ouverte de savoir qui vaut le mieux, de la mobilisation ou de l'ablation. Elle se complique, surtout pour l'avenir, d'une autre considération, en raison de laquelle, le plus souvent, je ne me suis pas hâté d'enlever l'étrier; je crois que ces opérations seront le point de départ d'une nouvelle forme de prothèse, que j'appellerai immédiate, et dans laquelle des instruments d'amplification, dont nous n'avons pas idée à l'heure actuelle, pourront être appliqués directement, soit sur l'étrier, soit sur la membrane qui le remplace après qu'il a été enlevé.

Je ne considère pas, comme vraiment améliorées, les personnes qui ont retiré une amélioration, à la vérité certaine, mais faible, ou bien une amélioration, même considérable, mais se manifestant surtout pour une seule source sonore. J'ai, de ce fait, un exemple récent et frappant. J'ai opéré, il y a quelques semaines, une personne d'une cinquantaine d'années, Mlle Muti-not (1) se présentant actuellement dans les meilleures conditions; l'audition, pour la grosse montre, est passée progressivement de 0 à plus de 1 mètre 50, ce qui

(1) Qui m'a été adressée par M. le Dr Boutequoy de Châtillon-sur-Seine. Cette malade était atteinte d'une surdité très ancienne et très grave.

est vraiment très satisfaisant ; mais l'audition, pour la voix, ne s'est pas accrue dans les mêmes proportions. De nombreux signes, la comparaison, avec d'autres cas, me permettent d'espérer que Mlle M... obtiendra un résultat très satisfaisant, même pour la voix, en employant les exercices rationnels d'Urbantschitch. Mais, si elle restait dans l'état actuel, cette malade ne serait pas considérée comme améliorée. Et, cependant, aucune méthode n'est susceptible de fournir un résultat approchant. Mlle M... a été cathétérisée, faut-il le dire, sans résultat, au contraire. Ce fait prouve avec quelle sévérité je procède pour admettre une amélioration. C'est plus souvent le contraire qui se produit, l'amélioration pour la voix devenant plus sensible et plus rapide que l'amélioration pour la montre, ce qui, en somme, est préférable pour les patients. Pour moi, ne sont réellement améliorés, que les sourds chez lesquels, non seulement l'affection est enrayée, mais qui ont retiré de l'opération une amélioration vraiment pratique, leur permettant de causer, à distance assez longue, avec une autre personne, sans qu'elle élève la voix, ou de prendre part à une conversation générale ; et chez lesquels l'amélioration s'est maintenue.

L'amélioration de l'audition peut être immédiate, c'est-à-dire être constatée au moment où j'enlève le pansement interne (huit jours environ après l'opération), elle peut même être constatée par le malade pendant que son oreille est encore obturée par ce pansement. L'amélioration peut se produire seulement au bout de quelques semaines, comme dans le cas de Mlle Fiévet ou pour la seconde oreille de Mlle de la Houplière (qui semblait se trouver cependant exactement, à l'examen et pendant l'opération, dans les mêmes conditions à tous égards, que la première) ; et dans ces cas, l'amélioration qui va en progressant d'une façon plus ou moins régulière, suivant les individus et les circonstances, met souvent de longs mois pour attendre son summum. Par contre, j'ai observé, dans certains cas exceptionels comme dans celui de Mme B....y, non cité jusqu'ici, qu'une amélioration vraiment très satisfaisante et immédiate, pouvait notablement diminuer, tout en restant encore considérable, si on la compare à l'état de la surdité avant l'opération. Je n'ai pas observé de diminutions ultérieures de cette importance dans les améliorations progressivement acquises.

La discussion de la valeur du symptôme de la paracousie de Willis, au point de vue du pronostic de l'opération nous entraînerait très loin ; je ne crois pas qu'il doive à ce point de vue être interprété défavorablement. Ce symptôme disparaît, ou tout au moins a disparu chez plusieurs opérés, après l'opération.

J'ai observé chez M. C.,...e, de Bordeaux, opéré par moi, avec MM. Moure et Gellé, qu'en plaçant sur l'étrier, qui fut trouvé mobile à l'opération, un simple tampon de ouate imprégnée de glycérine phéniquée, c'est-à-dire le plus simple et le plus efficace, à l'heure actuelle, de nos instruments de prothèse immédiate, on augmentait l'audition dans des proportions vraiment surprenantes. Chez les malades à étrier rigide, le tampon de ouate n'améliorait pas l'audition ; l'amélioration était très variable chez les malades à étrier mobile, elle n'atteignait cependant jamais chez eux le degré que j'ai observé chez M. C...e. Cette dernière observation nous fait grandement espérer de la prothèse immédiate, que je considère comme la forme de l'avenir, lorsque nous aurons à notre disposition des instruments autrement perfectionnés que le tampon de ouate.

Si nous réservons le cas de Mlle F...d, dont il a déjà été parlé, le cas de M. L... opéré dans les débuts et pour lequel les conditions opératoires sont restées incertaines, le cas d'une malade tuberculeuse, Mme L..., qui me fut adressée par le docteur Fauquez (celui-là nettement défavorable) ; si nous réservons également un petit nombre de malades opérés dans ces dernières semaines ou même ces derniers mois, parce que l'expérience nous a appris qu'il fallait laisser s'écouler un laps de temps d'environ six mois après l'opération pour en juger définitivement les effets, les résultats de l'opération ont été satisfaisants pour un certain nombre d'opérés, excellents pour quelques-uns. On peut donc dire, étant donné, comme nous le verrons plus loin, que l'opération ne présente aucun danger : que les malades risquent seulement, en se faisant opérer, d'obtenir un degré plus ou moins marqué d'amélioration.

Pour ce qui concerne les bourdonnements, les résultats ont été en général plus favorables encore que

pour l'audition, sauf pour la malade de M. Fauquez;
chez laquelle l'état de tuberculose explique suffisamment l'insuccès; très généralement ils ont été considérablement améliorés ou ont même disparu complètement comme ce fut le cas pour Mlle de la Houplière
et pour plusieurs autres patients.

COMMENT DOIT-ON OPÉRER? Il n'est plus, bien entendu, question de trépaner l'apophyse mastoïde,
opération que Poinsot proposait cependant encore il
y a quelques années.

La question se pose aujourd'hui de savoir si on doit
opérer par voie rétro-auriculaire, comme je le propose dans tous les cas; ou si on doit toujours, ou tout
au moins dans certains cas, opérer par le conduit.
J'ai absolument et définitivement renoncé à opérer
par le conduit, parcequ'il est très difficile, pour ne
pas dire impossible, de se rendre, lorsque l'on opère
par cette voie, un compte exact de l'état des organes
avant et pendant l'opération, parce que l'on est gêné
par les suintements sanguins inévitables, parce que
toute intervention rationnelle et complète sur l'étrier
est impossible par cette voie.

Je crois qu'aujourd'hui tous les auteurs, sauf quelques exceptions négligeables, qui, d'ailleurs, n'ose-
raient probablement pas protester contre cette proposition autrement que par le silence, sont d'avis que l'on
doit opérer par voie rétro-auriculaire dans les otites
purulentes chroniques. Les opérations que je pratique
ressemblent en somme infiniment à celles de Stacke,

et je ne saurais mieux faire ici que de renvoyer à la
description minutieuse et toute récente de cet auteur (1). Je recommanderai spécialement de libérer
l'attique en commençant par l'avant ; on détruira le
mur et on enlèvera la paroi postérieure du conduit progressivement d'avant en arrière, puis de haut en bas,
sous l'œil, en faisant, une hémostase absolue ; on
arrêtera le sang qui vient des veines émissaires osseuses en appliquant la pointe d'un galvano-cautère
sur le vaisseau, on ouvrira toujours l'antre sous l'œil,
sans l'aide du protecteur et on poursuivra l'ouverture
et le curettage des cellules mastoïdiennes aussi loin
que cela semblera nécessaire ; et dans cette voie il est
préférable de pécher par excès, que par réserve. Dans
la profondeur, et en approchant du bourrelet du facial,
les parties osseuses seront enlevées à la curette osseuse. Dans ces conditions, on peut avoir la certitude
de ne pas produire de paralysie du facial, au moins
par lésion directe de ce nerf, ou excoriation de son ca-
nal osseux. Il faut, dans tous les cas, que l'entonnoir
osseux soit très large au niveau de l'étrier, que l'on
puisse facilement voir et atteindre cet osselet, aussi
bien pendant l'opération que par la suite, pour facili-
ter et répéter les manœuvres nécessaires à sa mobili-
sbtion. L'opération doit être pratiquée de la même manière dans les otites sèches, si ce n'est qu'il n'y aura

(1) STAKE. Die operative Freilegung der Mittelohrræume nach
Ablosung der Ohrmuschel als Radicaloperation zur Heilung etc.,
etc. Tubingen. Pietzcker, 1897.

lieu d'ouvrir ni l'antre, ni les cellules mastoïdiennes.

Dans ces opérations le tympan, le marteau et l'enclume sont toujours enlevés, l'insertion du tympan, ruginée de façon à détruire toute tendance à la régénération de cette membrane.

L'ouverture simple du tympan, accompagnée ou non de manœuvres sur l'étrier, doit être repoussée. Personne ne songe plus à la paracentèse simple du tympan qui, souvent, est une manœuvre insuffisante, ainsi que je l'ai montré expérimentalement et cliniquement et, qui, d'ailleurs se cicatrise très vite, d'une façon presque fatale. Je crois avoir expérimentalement fourni la preuve décisive que, dans tous les cas où le tympan est perforé, il faut enlever cette membrane et les gros osselets ; la même conclusion se déduit des cas cliniques que j'ai rapportés, que le tympan soit perforé, ou bien qu'il soit épaissi et constitue avec la partie distale de la chaîne un obstacle à la propagation des ondes sonores. De plus, si nous acceptons comme démontrée la nécessité d'agir sur l'étrier, ce que personne ne conteste aujourd'hui sérieusement, l'examen des organes nous montre l'impossibilité de le faire efficacement et complètement par la voie du conduit. C'est l'opinion de M. Panse qui m'écrit qu'il a complètement accepté ma manière de voir à ce sujet et qu'il n'a été nullement convaincu par les démonstrations que lui a faites M. Miot, bien au contraire. C'est l'opinion de Stacke formulées très nettement dans le travail récent que j'ai cité plus haut, ce sera l'opinion de tous ceux qui voudront jeter les jeux sur les préparations que j'ai faites et où le conduit réduit à ces parties squelettiques n'est pas rétréci par les parties molles. Dans un travail antérieur (1), je m'exprimais de la façon suivante, « J'ai recherché sur 200 temporaux appartenant à 100 crânes de Parisiens des catacombes, faisant partie de la collection de l'École d'Anthropologie, la position de la fenêtre ovale, par rapport au cadre tympanique. Du côté droit, la fenêtre ovale était invisible dans 31 cas, visible dans 18, en partie visible dans 51 ; du côté gauche, la niche de la fenêtre ovale était invisible dans 27 cas, bien visible dans 22, en partie visible dans 51. Mais il s'agit de crânes dépouillés de leurs parties molles et je me suis efforcé d'interpréter les faits dans un sens défavorable à mes propres tendances ». Dans l'immense majorité des cas, pour ne pas dire dans tous, ce qui est probablement la vérité, il est donc impossible de voir par le conduit toute la fenêtre ovale, de faire avec les instruments le tour de l'étrier dans la fenêtre ovale, condition rigoureusement nécessaire si on veut intervenir efficacement sur cet organe.

Les instruments imaginés par MM. Politzer, Dench, Gellé et par moi-même, pour pratiquer une brèche dans le mur de la logette en face de l'étrier sont presque toujours incapables de mettre l'étrier, à nu ; si on les applique sans chloroforme, ce qui est très difficile,

(1) *Recherches expérimentales et cliniques sur le traitement chirurgical de certaines formes de surdité.* C. R. des séances de la Soc. de Biol., séance du 23 avril, 1896.

la douleur est bien plus grande que toutes celles pouvant résulter de l'opération rétro-auriculaire ; si on doit appliquer le chloroforme, il vaut mieux, à tous égards, pratiquer cette dernière opération.

De plus, ces interventions sont suceptibles de déterminer des périostites du conduit, dont les conséquences peuvent être beaucoup plus sérieuses, principalement au point de vue de la douleur, que l'opération, en apparence plus grave, en réalité insignifiante, du décollement du conduit membraneux et de l'élargissement du conduit osseux.

L'opération par voie rétro-auriculaire est dénuée de tout danger, non-seulement il n'y a pas d'exemple qu'un opéré en soit mort, mais je n'ai jamais vu apparaître un mouvement fébrile, une sérieuse élévation de température ; en règle générale, le patient peut sortir et reprendre le cours de sa vie ordinaire, dans un délai maximum de quatre jours, souvent au bout de deux ou de trois. J'ai observé une seule fois un eczéma consécutif chez un malade très prédisposé. J'ai évité cette conséquence, d'ailleurs sans gravité, en substituant le dermatol, antiseptique faible, mais très suffisant dans l'espèce, à l'iodoforme ou au salol, que j'employais antérieurement.

Je renverrai ici, pour la réponse aux critiques à cette opération (qui ne sauraient être faites que par des personnes ne l'ayant pas pratiquée ou l'ayant mal pratiquée, comme le dit très bien Stacke, au récent livre de cet auteur, cité plus haut. Sur cent opérations, Stacke n'a jamais eu de paralysie faciale, Schwartze et ses élèves n'en ont eu qu'au début de leur pratique ; ils les évitent depuis qu'ils sont plus familiers avec l'opération. De même, j'en ai eu au début, mais je suis certain de ne plus en avoir par ma faute, en opérant ainsi que je l'ai recommandé. Lorsqu'on opère par le conduit, on est encore bien moins certain d'éviter, en désarticulant l'enclume, qui d'ailleurs reste très souvent perdue dans la caisse, la lésion du facial.

On a fait un autre reproche à l'opération, d'autant plus grave, que, justement cette opération a pour but de mettre la fenêtre ovale à jour, non seulement pendant l'opération, mais par la suite, pour permettre d'agir sur l'étrier, c'est que l'opération aboutirait à l'atrésie du conduit. Stacke nie la possibilité du fait et affirme que les opérateurs doivent toujours, s'il se produit, en porter la responsabilité. Il est certain, que dans le cas Mollaret, par exemple, l'atrésie du conduit m'est uniquement imputable. Chez Mlle A......i, par contre, il s'est produit une atrésie complète qui n'aurait pu être évitée (et encore n'en suis-je pas certain, qu'en réséquant une large portion de l'extrémité proximale du conduit membraneux détaché. Mais j'ai détruit très facilement la cloison formée et sans aucun inconvénient, au moyen du galvano-cautère. Le léger bourrelet qui s'est formé en arrière, chez plusieurs de mes opérés, n'empêche pas de voir l'étrier et d'en faire le tour avec les instruments S'il en était ainsi, rien ne serait plus facile que de le détruire au galvano et je pense pouvoir, dans l'avenir, éviter complètement cela, en réséquant une partie du conduit membraneux et en creusant davantage la paroi postérieure osseuse du conduit.

Une autre objection, beaucoup plus grave et que je suis le premier à me faire à moi-même, est la suivante : toute intervention opératoire retentit sur l'appareil percepteur. Si, chez certains opérés, toute intervention sur l'oreille détermine une amélioration de l'audition, n'en est il pas d'autres, disposés à la congestion, chez qui les opérations détermineront, d'une façon temporaire ou même durable, des congestions de l'appareil central, suffisantes pour amener, non plus l'excitation du nerf, convenable pour augmenter l'audition, comme cela se produit fréquemment, mais au contraire un état qui la diminue. Il n'est pas douteux que chez la malade du docteur Fauquez les choses ne se soient passées ainsi. Chez plusieurs patients, l'opération a amené transitoirement la disparition de la perception crânienne pour la montre, qui a reparu au bout d'un temps plus ou moins long. C'est ainsi que l'on doit probablement expliquer que l'opération n'amène aucune amélioration immédiate, au contraire, dans certains cas qui peuvent par la suite présenter cependant une très notable et très convenable amélioration, comme pour la seconde oreille de Mlle de Houplière.

Les cas, beaucoup plus rares, dans lesquels l'amélioration diminue au bout d'un certain temps, s'expliquent en même temps et pour une part probablement variable suivant les cas, par une diminution de l'excitation de l'appareil percepteur et par des altérations de ce qui reste de l'appareil de transmission, c'est-à-dire de l'articulation stapédio-vestibulaire, auxquelles il semble toujours devoir être possible de porter remède.

Si donc, la légitimité du traitement opératoire, en particulier par voie rétroauriculaire, semble établie, il faudra opérer les arthritiques et les congestionnables en prenant toutes les précautions pour éviter le plus possible la congestion du labyrinthe, en faisant de la dérivation intestinale d'abord, de la révulsion externe sur l'apophyse mastoïde ensuite ; il faut être également prévenu que, dans cette catégorie de malades, les résultats pour l'opération ont peu de chance d'être immédiats, mais qu'ils peuvent cependant devenir par la suite très suffisants.

Dans les cas où l'opération ne donne pas de résultats, bien que l'épreuve de Rinne soit négative et l'étrier mobile et chez lesquels on n'a pas observé de congestion post-opératoire, on doit supposer, ou bien qu'il existait avant l'opération, ou bien qu'il s'est produit par la suite, des altérations de l'appareil percepteur, que nos moyens d'investigation sont impuissants à révéler.

Le suintement qui persiste assez longtemps après l'opération et qui se produit assez facilement par la suite, ne présente aucun danger, ni même d'inconvénients sérieux, puisqu'il n'y a plus aucun péril de rétention.

Pour ce qui concerne l'influence de l'opération sur

l'évolution de la sclérose labyrinthique, aucun de mes cas ne peut être considéré comme l'ayant précipitée ; beaucoup au contraire comme l'ayant arrêtée.

En résumé, il ressort des considérations développées dans ce travail, de l'étude de mes cas typiques. opérés antérieurement, qui seront toujours à la disposition de tous les médecins qui voudront les examiner, qu'une très notable et durable amélioration de la surdité, même très grave et très ancienne, et des bourdonnements même très intenses, peut-être acquise, même chez des gens très âgés. Elle peut être acquise dans des cas de surdité dus aussi bien à l'otite sèche, même franchement scléreuse et héréditaire qu'à l'otite suppurée chronique, à condition que la perception crânienne soit bien conservée et très supérieure à la perception aérienne, grâce à l'ablation du tympan, du marteau et de l'enclume, à la mobilisation ou à l'extraction de l'étrier, pratiquées par voie rétroauriculaire.

Paris, le 1er mai 1897

ADDENDA

En corrigeant les épreuves de ce travail, je désire ajouter à ce qui précède, quelques réflexions ; elles me sont surtout inspirées par la lecture du travail que vient de faire paraître M. Gellé, dans le « Traité de thérapeutique appliquée » publié sous la direction du professeur Albert Robin. Bien que cet auteur, dont je me plais à reconnaître la haute valeur et le très grand mérite, ne soit pas systématiquement opposé à toute intervention chirurgicale, dans le traitement de la surdité et des bourdonnements, il ne rend pas, à mon avis, une justice suffisante aux tentatives qui ont été faites dans cette direction. De plus, il semble qu'il reste dans son esprit une tendance trop marquée à vouloir préciser à l'avance le degré de succès que comportera l'opération dans telle ou telle catégorie de cas, à vouloir établir un lien trop absolu et trop théorique entre les variations anatomiques ou anatomo-pathologiques de l'oreille, susceptibles d'être constatées indirectement par les moyens d'investigation dont nous disposons, ou directement au cours des interventions opératoires ou sur le cadavre, et les variations dans le fonctionnement. Il en résulte que M. Gellé est porté à exclure de l'opération, d'une façon tendancielle tout au moins, des catégories entières de cas, parmi lesquelles l'expérience a montré et montrera encore que beaucoup peuvent être opérés avec bon et même excellent résultat, au point de vue de la surdité comme au point de vue des bourdonnements.

M. Urbantschitsch a parfaitement raison de s'élever, dans son important travail sur « Les exercices acoustiques dans la surdi-mutité et dans la surdité acquise » (1) contre les déclarations de M. Politzer, qui dit ne pouvoir accepter les résultats (cependant incontestables) fournis par cette méthode si rationnelle, sous prétexte qu'on ne voit pas à quelles modifications ou améliorations anatomiques pourraient correspondre les améliorations fonctionnelles obtenues par Urbantschitsch. Notre science de la physiologie de l'appareil auditif est si jeune et si incomplète, nos moyens d'investigation sont encore si primitifs et si douteux, nos classifications nosologiques si superficielles, nos théories sur les mécanismes relativement grossiers de l'appareil transmetteur, si incertaines et plus vagues encore pour tout ce qui concerne les actes essentiels d'activité vitale et de nutrition présidant à toutes les formes d'activité fonctionnelle, sensorielle en particulier, que la prétention d'assigner des bornes, ou de tracer des cadres précis aux interventions rationnelles, qui auraient pour but de remédier aux

(1) Qui rendront vraisemblablement encore plus de services aux opérés qu'aux sourds et aux sourds-muets.

altérations dont ces organes si peu connus deviennent le siège, semble, à la vérité, prématurée.

Assurément, l'hypothèse, la véritable hypothèse scientifique, constitue le point de départ indispensable de nos investigations, mais il nous arrivera souvent de modifier, à la lueur de l'expérience acquise en chemin, la voie que nous nous étions tracée ou que, tout au moins, nous pensions devoir suivre au début. C'est ce qui arrive dans le cas qui nous occupe ; si les premiers chercheurs ont procédé d'une manière purement empirique, il n'en est pas moins vrai que nous, leurs successeurs, dont les investigations ont revêtu un caractère de plus en plus scientifique, avons profité de leur expérience, consolidée aujourd'hui par des résultats expérimentaux nombreux et dégagés de toute teinte empirique. Ce faisceau lumineux suffit à nous éclairer, et c'est à l'expérience clinique que nous demanderons surtout désormais, la solution du problème dans son entier. Oui, je le répète et le répéterai sans cesse, il faut opérer tous les cas de surdités et de bourdonnements, après avoir essayé les autres procédés, mais sans s'y arrêter trop longtemps ; dès que la perception crânienne est meilleure que la perception aérienne ; et cela avec de très grandes chances de guérir ou d'améliorer considérablement les bourdonnements, d'améliorer parfois, dans des proportions vraiment surprenantes, des surdités considérées comme incurables. Si je n'avais pas opéré des cas comme ceux de Mlle de la Houplière, de M. Rondeau, de Mlle A...l, des cas considérés comme incurables par les spécialistes auxquels ces malades s'étaient adressés, ils seraient au moins restés évidemment dans l'état où je les ai trouvés. N'est-il pas probant ce cas de Mlle Mutinot, dont l'audition pour la montre passe de 0 à 1 mètre 50, alors qu'aucun traitement n'a pu lui faire gagner un centimètre. Que l'on oppose donc, que ceux surtout qui combattent le traitement chirurgical de la surdité, d'une façon systématique et passionnée, opposent à une méthode qui peut produire de pareils résultats et qui ne fait courir d'autres risques que celui de ne pas obtenir une guérison complète (qui d'ailleurs ne saurait être obtenue autrement), je ne dirai pas une méthode meilleure, mais une méthode équivalente.

Je dois enfin à une bonne fortune imprévue, de pouvoir citer, grâce à l'amical envoi de son auteur, le travail extrêmement important (1) de mon excellent et très distingué confrère, le docteur Panse, de Dresde, un des plus brillants élèves de l'éminent maître Schwartze. Je reçois cet ouvrage (23 mai), qui, s'il n'a pas la prétention de résoudre la question du traitement chirurgical de la surdité, (solution qui est uniquement liée à une expérience clinique longuement et méthodiquement poursuivie), la présente sous son jour le plus scientifique et le plus complet.

Les conclusions de M. Panse sont essentiellement les mêmes que les miennes ; nous différons cependant sur un point important. Le docteur P. croit utile, pour décider si l'opération doit être faite, de pratiquer la paracentése du tympan, comme expérience d'épreuve. Je considère cette épreuve comme absolument inutile, pour des raisons expérimentales et cliniques que j'ai développées plus haut et qui, je l'espère, convaincront mon distingué confrère.

Pour ce qui concerne la façon dont doit être pratiquée l'opération, le docteur P. s'exprime (p. 258) de la façon suivante, en employant des caractères spéciaux auxquels je laisse, dans ma traduction, leur valeur : « *Comme l'ablation de l'étrier ne peut réussir*, et qu'un TRAITEMENT ULTÉRIEUR RADICAL ET EFFICACE (je crois devoir traduire ainsi GRUENDLICHE NACHBEHANDLUNG) *ne peut se faire qu'en libérant largement le champ opératoire et en permettant de le voir par la suite d'une façon complète, on doit enlever la paroi latérale de l'attique le tympan, le marteau et l'enclume épidermiser la caisse et autant que possible fermer la trompe.* »

Quant à moi, je ne me suis pas exprimé autrement, depuis bientôt deux ans que je propose justement ce mode opératoire dans le traitement chirurgical de la surdité, aussi bien pour les otites sèches que pour les otites suppurées, et je me félicite de voir que mon savant confrère est arrivé à la même conclusion.

Paris, 24 mai 1897.

(1) Docteur RUDOLF PANSE. *Die Schwerhœrigkeit durch Starrheit der Paukenfenster*; 269 p. avec 2 lithographies et 13 figures originales dans le texte. Iena. Fischer. 1897.

Orléans. — Imp. G. MORAND, rue Bannier, 47.